AF509837

SUR

L'ALIMENTATION DES CHEVAUX

PAR

L'AVOINE ET L'ORGE COMPRIMÉES

MÉLANGÉES AU FOIN HACHÉ.

———

LETTRE

ADRESSÉE

à M. le Rédacteur en chef du RECUEIL DE MÉDECINE VÉTÉRINAIRE

PAR M. P. CHARLIER,

Vétérinaire de la Compagnie impériale des voitures de Paris.

> Plus tard on hachera les fourrages, on coupera les
> racines, on concassera les grains; et tout ce qui ne
> sera pas cuit et fermenté sera tout au moins divisé
> mécaniquement, pour faciliter l'acte digestif en allé-
> geant le travail de la mastication.
>
> (GROGNIER.)

PARIS

TYPOGRAPHIE DE RENOU ET MAULDE,

RUE DE RIVOLI, N° 144.

———

1859

L'ALIMENTATION DES CHEVAUX

PAR L'AVOINE ET L'ORGE COMPRIMÉES

MÉLANGÉES

AU FOIN HACHÉ.

———◆———

MONSIEUR LE RÉDACTEUR,

La question de l'alimentation des chevaux par le système anglais, consistant dans l'aplatissement des grains et le hachage des fourrages, est trop importante, au point de vue de l'économie agricole et industrielle, pour que, placé dans des conditions où j'ai pu observer des expériences faites à cet égard, je n'apporte pas ma part de réflexions à celles si contradictoires émises dans le *Recueil* par MM. Renault et U. Leblanc (1).

Je dois, du reste, expliquer aux lecteurs de ce journal la *vive résistance* que je mets à me ranger sous la bannière de M. Leblanc, malgré l'*évidence des faits* observés à la Compagnie impériale des petites voitures de Paris.

Plusieurs, si ce n'est tous, l'auront deviné déjà par la lecture même du travail de ce vétérinaire éminent; mais, je tiens à le proclamer, c'est que dans tout ce qui s'est passé, *rien* ne m'a paru établir d'une manière évidente que le régime comprimé soit *mauvais*, incapable de maintenir les chevaux en bon état de travail, incapable de permettre la réalisation de quelque bénéfice.

En effet, la Compagnie commence ses expériences, en septembre 1857, sur 250 chevaux; en mai 1858, elle soumet 3,500 chevaux à ce régime. N'est-ce pas une preuve irrécusable qu'elle n'avait pas lieu d'être aussi mécontente que l'affirme M. Leblanc?

Et ce n'est qu'au moment où l'administrateur de l'exploitation voulut substituer à l'avoine une forte proportion d'orge, où il diminua plus fortement les rations, où les chevaux ne reçurent plus assez pour se sustenter, qu'ils maigrirent, devinrent mous, furent enfin hors d'état de résister aux travaux épuisants auxquels ils étaient soumis.

———

(1) Voir les numéros de novembre et de décembre 1857, et ceux de novembre et décembre 1858 et janvier 1859.

Plus tard, ayant reconnu les mauvais effets de l'orge, on en diminua la quantité; on en remplaça une partie par des féveroles; on augmenta quelque peu la ration d'avoine; mais les chevaux, qui étaient alors amaigris, épuisés, délabrés, n'eurent pas encore suffisamment de nourriture; car on sait qu'il faut plus d'aliments à un animal maigre qu'à un animal gras, ils continuèrent donc à dépérir, ou, du moins, ne reprirent pas d'état.

Le même effet se serait certainement produit avec l'alimentation ordinaire, si on lui eût fait subir en poids l'énorme diminution qui existait dans la nourriture comprimée, par suite de la différence des principes nutritifs de l'orge à l'avoine, pour le cheval du moins, dans notre climat.

Je n'en veux citer qu'un exemple fourni par M. Leblanc lui-même. Ce sont les chevaux qu'il place dans le neuvième groupe, qui, bien que ne recevant que 500 grammes, puis 1,000 grammes d'avoine en moins, sans être soumis au régime comprimé, devinrent aussi maigres et aussi faibles que les autres.

La Compagnie, comme beaucoup de particuliers, a eu le grand tort de vouloir obtenir immédiatement trop de bénéfices par l'emploi du nouveau système, en diminuant trop, et tout à coup, les rations qui n'étaient que *bien juste suffisantes*; en substituant surtout, pour des chevaux qui fatiguent beaucoup, l'orge à l'avoine, puisqu'il est démontré que, dans nos contrées, le premier de ces grains est relâchant, de difficile digestion, tandis que l'avoine est reconnue pour le meilleur, le plus nutritif, le plus stimulant des grains que l'on puisse donner au cheval. Ajoutez à cela l'achat de chevaux trop jeunes pour résister aux exigences du service, augmentées encore par l'extension des courses jusqu'aux fortifications; la consommation de mauvais fourrages, de mauvaises avoines; une ferrure avec des fers trop lourds, mal ajustés, etc. (1), et vous reconnaîtrez, avec moi, que la cause du dépérissement de notre cavalerie peut bien être partout ailleurs que dans l'usage du régime comprimé.

Aussi ma conscience se refuse-t-elle à déduire de ces faits des indications certaines sur les fâcheux résultats de ce nouveau mode d'alimentation.

Dans les expériences du Creusot, rapportées par M. Leblanc, c'est encore la même chose:

Sur 12 kilogr. de foin, on en diminue 6, *la moitié;*

Sur 8 kilogr. d'avoine, on en retire 2, *le quart;*

Plus tard, on remplace un tiers de l'avoine par une égale quantité de

---

(1) La ferrure a été mise à l'entreprise justement au temps où l'on en fit les expériences en grand, et elle fut si mauvaise que l'administration a dû y porter remède.

seigle cuit; et quand viennent les grands travaux, on s'étonne que les chevaux faiblissent!

J'avoue, moi, que je trouve cela très-naturel.

Je n'attache pas plus d'importance aux faits cités par M. Rey pour les chevaux des omnibus de Lyon. Les expériences ont eu trop peu de durée, M. Rey en convient lui-même; et l'on a trop fait peser la diminution des rations sur les aliments les plus nutritifs, les plus excitants. Ne voyons-nous pas, du reste, les chevaux reprendre de l'état le second mois, dès qu'on augmenta quelque peu l'avoine, et ne serait-il pas rationnel d'admettre qu'avec un peu de persévérance ils se seraient faits au régime comme tant d'autres?

Mais revenons à ce qui s'est passé à la Compagnie impériale.

Nous avons eu moins de fumier, dit M. Leblanc, par l'emploi du régime comprimé, et du fumier plus court, plus mouillé par la fiente et les urines. Ce devait être; les chevaux n'ayant pas assez à manger pour assouvir leur faim, dévoraient leur litière et jusqu'à leur fumier, non-seulement là où ils étaient soumis à ce régime, mais au dépôt de Batignolles, où ils recevaient les aliments entiers. C'est de ce dépôt que le marchand de fumier s'est le plus plaint de la diminution.

Au dépôt de Grenelle, que vous avez cité, Monsieur Leblanc, comme faisant exception par le bon état de ses chevaux, comparés à ceux des autres dépôts de la Compagnie, cette diminution des fumiers s'est beaucoup moins fait remarquer, malgré l'usage *exclusif* du régime comprimé, parce que, vous l'avez dit, ces chevaux travaillent moins que ceux de place, mangent moins, ont moins besoin d'une abondante nourriture. Donc, quand le foin haché et l'avoine comprimée sont donnés en quantité suffisante pour réparer les pertes de l'économie, il peut être bon et avantageux de leur faire subir cette préparation, puisque dans ce dépôt, malgré une diminution sensible des rations, les chevaux n'ont pas perdu de leur état et ont conservé toute leur vigueur.

M. Rieussec, chef de ce dépôt, et le piqueur, M. Masbon, virent avec regret l'administration les forcer, comme tous les autres, à remettre leurs chevaux à l'ancien système, à abandonner, du moins partiellement, le régime haché; car, on le verra plus tard, la Compagnie ne l'a pas complétement rejeté.

C'est qu'en outre de l'économie obtenue par l'emploi de ce régime, M. Rieussec avait vu 3 de ses chevaux parmi les 200 qui composent son dépôt, les nᵒˢ 489, 1872 et 2117, que, d'un commun accord, M. Leblanc, M. Masbon et moi, avec M. Rieussec, avions considéré comme devant être réformés à cause de leur *extrême maigreur* et de leur *faiblesse*; il avait vu, dis-je, ces 3 chevaux reprendre, sous l'influence du régime comprimé, leur embonpoint et leur vigueur primitive.

Le bon état des chevaux du dépôt de Grenelle a pu être aussi le résultat de la parfaite consommation de toute la quantité de la nourriture comprimée, quoi qu'en dise mon honorable adversaire ; car, on s'en souvient, dans ce dépôt, qui possède d'ailleurs des mangeoires profondes, M. Rieussec avait trouvé le moyen de ne laisser rien perdre à ses chevaux, en leur donnant moins à la fois, et leur faisant faire des repas plus répétés: ce qui n'avait pas lieu dans les autres dépôts, où les mangeoires sont moins profondes, et où il n'était donné que les quatre distributions habituelles. Là, les chevaux, en cherchant à manger les grains d'abord, jetaient une partie de leurs rations à terre, la foulaient aux pieds, et ne la ramassaient pas parce qu'elle était salie par le fumier.

J'ai bien des fois parlé de cet inconvénient de la nourriture hachée distribuée dans des mangeoires trop petites, et pour y obvier j'ai même demandé à l'administration, dans un de mes rapports, d'augmenter la profondeur des auges au moyen d'une planche, et d'adapter dessus des barres transversales, comme le font les Anglais et même plusieurs cultivateurs français. On ne répondit pas à ma demande.

Mais M. Leblanc dit qu'il savait déjà à quoi s'en tenir avant d'expérimenter à la Compagnie; qu'un cheval à lui, ayant mangé pendant plusieurs mois de l'avoine concassée, c'est-à-dire presque réduite en farine, et non mélangée avec du foin haché, est devenu *farcineux*; que d'autres, nourris au pain, aux grains cuits, aux farineux de toutes sortes, se sont engraissés, mais ont perdu leur vigueur et ont contracté des maladies.

Je ne vois pas quel rapport ces faits peuvent avoir avec l'alimentation comprimée, qui n'est pas du tout la même que celle précitée. La première engraisse, ramollit: c'est évident, et partant nuit au travail, à l'ardeur des chevaux. Pour la seconde, cet effet est loin d'être prouvé, puisque la plupart de nos chevaux ont maigri, et que les autres se sont conservés en bon état sans prendre davantage de graisse.

Les grains cuits ou concassés sont *tout à fait dénaturés*; l'avoine aplatie par des cylindres *unis* n'a subi qu'un léger changement de forme, qu'un *simple fendillement*, sans développement de chaleur pendant l'opération, ni perte de substance nutritive. On peut s'en convaincre par l'inspection des grains à la sortie des cylindres, aussi bien que par celle de la poussière qui s'en échappe; car, je soutiens que c'est bien de la poussière, *de la poussière grise*, qui s'échappe de l'avoine au moment où on la verse dans la trémie et quand on la crible, et *non* de la farine s'évaporant pendant l'aplatissement, comme l'assure mon contradicteur.

De l'aveu de tous les ouvriers employés à la manutention, on est suffoqué par cette poussière, ce qui n'aurait pas lieu si c'était de la farine. Dans les moulins, où il y en a toujours en suspension dans l'air, on respire beaucoup plus à l'aise que dans nos greniers.

D'ailleurs, est-il bien prouvé que les grains cuits ou concassés prédisposent au farcin ou à la morve? Je ne le pense pas; et M. Leblanc lui-même n'ose pas affirmer que l'usage de l'avoine concassée ait été la cause *bien évidente* de la fin malheureuse de son cheval. N'avons-nous pas vu bien souvent, et ne voyons-nous pas encore, cette redoutable maladie se développer de préférence chez les chevaux très-fortement nourris de foin et d'avoine, à l'exclusion de tous farineux, qui sont en même temps soumis à des travaux épuisants, à allures vives, tels que les chevaux de poste, de diligence, de roulage accéléré, de loueurs, etc.

Et, pour contrebalancer cette nourriture trop échauffante, ne nous a-t-il pas suffi souvent de faire donner des farineux en barbotage, et même du seigle cuit ou renflé dans l'eau? Je me suis trouvé, pour ma part, fort satisfait de ce dernier aliment en faible proportion dans de pareilles circonstances.

Puisque nous en sommes au chapitre des maladies, je dois dire que l'usage de l'avoine écrasée et du foin haché, mélangés ensemble, ont, sous le rapport de la santé, des avantages incontestables. Les chevaux soumis à ce régime sont moins exposés aux indigestions, aux congestions apoplectiques, aux fourbures et à toutes les maladies inflammatoires, quelles que soient les rations qu'on leur donne.

J'ai la preuve de cette allégation dans le témoignage de plusieurs personnes qui emploient ce régime, et par ce qui s'est passé dans la Compagnie, où ces affections, de fréquentes qu'elles étaient, sont devenues très-rares.

Ainsi, avec le foin entier et l'avoine entière, nous avions tous les dimanches, sans exception, à cause du surcroît et de la précipitation du travail de ce jour, des indigestions en plus ou moins grand nombre; et le lendemain, lundi, il n'était pas rare d'avoir à traiter 12 et jusqu'à 15 chevaux fourbus dans certains dépôts.

Avec le régime haché, ces deux maladies n'ont plus été que des *exceptions*, à part les indigestions gazeuses déterminées par l'usage d'une trop forte proportion d'orge donnée avec de l'avoine non comprimée sans mélange de foin haché.

Le nouveau régime n'a pas davantage favorisé, dans la Compagnie, le développement de la morve et du farcin; car c'est justement dans l'un des dépôts de ma division, celui des Batignolles, où les chevaux sont toujours restés aux aliments entiers, que ces maladies ont fait le plus de victimes.

Ailleurs, il y eut bien quelques cas isolés de morve: mais ils ne furent pas plus nombreux que d'habitude. Avec notre genre de service, quoi qu'on fasse, il y en aura toujours.

Cet avantage de diminuer les maladies pourrait seul faire pencher la balance en faveur de la nourriture comprimée; car trop de pertes ont lieu, avec le régime ordinaire, quand on veut pousser les chevaux en nourriture, si nous n'avions vu déjà, et si. nous ne devions voir encore, qu'il est d'autres raisons pour le faire adopter, dans de certaines circonstances du moins.

Le hachage et l'aplatissement ont peut-être la propriété de tempérer les principes trop excitants de quelques aliments, en même temps qu'ils favorisent leur mastication et mettent à nu leurs matériaux solubles et nutritifs, qui sont ainsi mieux digérés. Mais vouloir conclure de là que cette préparation les rend *impropres* à entretenir le ton et la vigueur des animaux, c'est tomber dans l'exagération.

L'avoine aplatie et le foin haché ont encore besoin, je ne saurais trop le dire, d'être *mâchés, triturés, insalivés*, pour être déglutis; et ils le sont réellement, avec moins de peine, il est vrai, comme on peut le voir en assistant aux repas des chevaux.

A qui croirait, du reste, qu'une laborieuse et longue mastication est nécessaire à la sécrétion salivaire, et qui n'admettrait pas, par conséquent, qu'une facile mastication puisse la déterminer, je répondrais avec le savant Grognier, J. Béclard, le professeur Magne, et d'autres auteurs, que *la vue seule, le souvenir*, ou *le désir* des aliments, suffit pour la produire en abondance. Ne dit-on pas en parlant d'un mets qui plaît : *l'eau m'en vient à la bouche?* et n'est-ce pas la preuve évidente que la sécrétion salivaire est plutôt sous la dépendance du système nerveux que sous celle de la mastication?

Je répondrais, enfin, s'il était démontré que les aliments hachés et aplatis fussent réellement moins insalivés que ceux mangés entiers, à cause du peu de temps que dure leur mastication, que, probablement, il n'est pas nécessaire qu'ils le soient davantage, puisqu'il est bien prouvé que le cheval digère parfaitement le foin et l'avoine qui ont subi cette préparation.

Les chevaux qui font usage du régime comprimé ont, comme je l'ai dit, es crottins bien *homogènes*, bien *moulés*; et si j'ai écrit à mon savant collègue, le 21 octobre 1858, qu'ils étaient plus durs et plus colorés que précédemment, c'est qu'entre ma communication au *Constitutionnel* et la lettre que je lui adressais, on avait augmenté l'*orge*, dans mes dépôts du moins, et qu'il avait fait fort chaud, ce qui est une autre cause efficiente du ramollissement des crottins, quel que soit le mode d'alimentation mis en usage.

A ce propos, je ne crois pas inutile, bien que ce soit m'écarter un peu de mon sujet, de citer un fait que j'ai observé au moment où il existait pour la première fois une ligne de fer à 30 kilomètres de l'endroit où j'exerçais alors. Tous nos bons laboureurs allaient admirer cette merveille de notre siècle, attelant à la carriole, et faisant courir, à qui mieux mieux, leurs gros chevaux de trait. Dès le jour même, une diarrhée intense, souvent accompagnée de coliques, se manifestait chez ces chevaux, et il fallait plusieurs jours de soins et de repos pour faire reprendre à la fiente sa consistance et sa forme ordinaires.

Cet été, par les fortes chaleurs, j'ai observé, bien souvent, que les chevaux d'omnibus, et ceux des militaires manœuvrant dans le Champ-de-Mars, expulsaient des crottins *très-mous*, quoique ne faisant pas usage du régime comprimé. Ils contenaient aussi alors une plus grande quantité d'avoine non digérée que d'habitude.

M. Leblanc dit encore que le ramollissement des excréments est surtout manifeste quand on donne de la paille hachée. Je n'ai pas eu occasion de faire cette remarque, n'ayant jamais pu obtenir de l'administration qu'on en ajoutât au mélange dans mes dépôts ; mais je crois cet effet facile à expliquer quand la paille est substituée à une partie de foin, la paille étant moins tonique, hachée surtout, parce qu'ainsi on fait manger les gros brins et les petits, le pied comme la tête. Ce n'est pas en remplacement du foin, donné déjà en très-petite quantité, que j'eusse voulu voir employer de la paille hachée, mais en surcroît, pour lester les animaux.

Je dois ici expliquer ma pensée. Bien que partisan très-prononcé de la nourriture comprimée, je ne suis pas éloigné de lui reprocher, quand elle est donnée exclusivement, d'être trop vite digérée, et d'occasionner par là un vide dans l'estomac et les intestins, capable, dans certains cas, de nuire aux animaux habitués dès leur jeune âge, et de père en fils, à avoir ces organes chargés, et distendus par des aliments d'une *longue* et quelquefois d'une *difficile* digestion.

Mais à côté du mal je trouve immédiatement le remède, lequel est d'habituer les chevaux *peu à peu* à cette alimentation, et de leur donner, une fois par jour, par exemple, au moment où ils sont le plus longtemps à l'écurie, du foin et de la paille non hachés, et même de l'avoine entière.

Et si, dans certains cas, les digestions trop promptes peuvent être nuisibles, on ne peut pas nier qu'elles ne soient très-favorables aux chevaux qui ont peu de temps pour manger et pour digérer, et sont soumis à des travaux *actifs, précipités,* qui exigent tout le jeu des poumons et la libre circulation du sang dans les vaisseaux.

Nous savons tous combien il est dangereux de faire courir un cheval immédiatement après son repas avec des aliments entiers. Si ce danger existe encore avec la nourriture comprimée, il existe moins, et moins longtemps.

Quoi qu'il en soit, c'est à cause de cette prompte digestion des aliments comprimés que j'ai écrit à M. Leblanc, le 21 octobre :

« Le régime comprimé n'est peut-être ni utile, ni avantageux pour les « chevaux pourvus de bonnes mâchoires, ayant suffisamment le temps de « manger et de digérer à l'écurie. »

Loin de me rétracter aujourd'hui, je dirai plus encore, je dirai qu'elle peut être *nuisible* dans cette circonstance.

Le cheval, en effet, comme tous les animaux habitués à l'activité, ne doit pas rester impunément de longues heures à l'écurie dans une complète inaction. Après qu'il a mangé et qu'il s'est reposé, il a besoin de se distraire, et ne peut y parvenir qu'en *pluchetant* dans sa paille, comme le disent les campagnards, qu'en *broyant* quelque chose. Or, comme avec le régime comprimé les mangeoires et le râtelier sont presque toujours vides, il cherche, il est inquiet, et mange sa litière, si surtout les rations qu'il reçoit ne suffisent pas à son appétit, à ses besoins de réparation.

Tel est ce que j'ai remarqué dans la Compagnie, et cela n'a pas peu contribué, j'en suis sûr, au mauvais résultat des expériences faites avec cette alimentation.

En effet, sur quarante-huit heures, nos chevaux travaillent environ quinze heures, M. Leblanc le dit lui-même ; c'est donc trente-trois heures qu'ils restent à l'écurie, ne faisant pendant tout ce temps que les quatre repas réglementaires, lesquels, au moyen du *hachage* et de l'*aplatissement*, sont terminés en une heure et quelques minutes, quinze à dix-sept minutes pour chacun.

Reste ainsi trente-deux heures pendant lesquelles les chevaux n'ont absolument rien à faire qu'à se coucher et se reposer. Ils en ont bien besoin, me direz-vous, car la journée de travail a été rude. Mais si fatigués que nous soyons quand nous avons bien travaillé une journée, aimerions-nous à rester au lit, ou même assis, les deux nuits et tout le jour qui suivent, ne nous levant que pour avaler une soupe, un bifteck, si vous le voulez, et ensuite nous recouchant ?

Il n'y a que les bêtes à l'engrais qui puissent faire cela, et encore faut-il qu'elles soient amenées à cet état de torpeur par un surcroît de nourriture appropriée, qui, en formant de la graisse, produit peu à peu l'engourdissement des organes.

Nos chevaux n'ayant pas eu, d'une part, suffisamment à manger ; d'autre part, ayant trop de temps à eux pour consommer ce manger, le digérer, et pour se reposer, ont dû nécessairement souffrir du régime comprimé :

mais il ne s'ensuit pas de là que ce système d'alimentation soit *mauvais* partout et toujours, et doive être rejeté de la pratique.

Malgré les mauvaises conditions de travail où nous nous trouvons dans la Compagnie, ce système nous est même de grande utilité ; car, après bien des essais, nous avons su enfin profiter de ses avantages, en l'*alternant* avec le régime ordinaire, suivant nos besoins, et le donnant dans des proportions plus en rapport avec le travail auquel nos chevaux sont soumis. Ainsi, depuis trois mois environ :

A l'écurie, nous donnons toutes les rations d'avoine, de foin et de paille *entières*, parce que les chevaux, comme nous l'avons vu, y restent *trente-trois heures consécutives*, et que ce laps de temps est plus que suffisant pour qu'ils puissent *mâcher, digérer* tout à leur aise, choisir ce qu'ils aiment le mieux d'abord dans leurs aliments, et ensuite prendre peu à peu le reste, à mesure qu'ils se sentent reposés et qu'ils éprouvent le besoin d'un peu d'occupation.

Dehors, nous donnons le foin hâché, l'avoine, l'orge et les féveroles *comprimées* mélangés ensemble, parce que nos pauvres chevaux ont à peine, parfois, le temps d'avaler, et qu'ils ne peuvent pas digérer tranquillement, la bouchère ou musette dans laquelle ils mangent leur étant souvent enlevée pour leur faire faire une course précipitée ou très-longue.

Je suis heureux, quoiqu'on me l'ait reproché publiquement, d'avoir contribué à faire adopter ce *régime mixte* à la Compagnie, en faisant comprendre au directeur-gérant, M. Ducoux, homme de savoir et de jugement, quel bien pouvait en résulter. Non-seulement il nous permet de réaliser une légère économie par la parfaite consommation du foin haché, qui, autrefois, était souvent éparpillé et piétiné sur les places ; mais il nous donne, en outre, par la meilleure digestion des aliments pendant le travail, par le bon état des chevaux, leur vigueur et leur bonne santé, la satisfaction de les voir plus aptes que jamais à soutenir leurs pénibles travaux.

Loin de rejeter le régime comprimé pour l'alimentation du cheval, nous avons donc, au contraire, de puissantes raisons pour l'adopter avec empressement et reconnaissance pour les personnes qui nous l'ont fait connaître, pour M. Renault en particulier, qui a su en faire ressortir les avantages. Seulement, comme tout ce qui est bon en soi, il ne faut pas en abuser, en en usant à tous propos, et voulant en obtenir plus qu'il ne peut donner ; il faut savoir l'approprier aux circonstances, aux besoins des animaux. Tout le secret, pour en recueillir de bons effets et des bénéfices, est là.

Voici dans quels cas il me paraît le plus utile :

1º Pour les chevaux de labour, dans la saison des travaux, alors qu'ils sont de trois à quatre heures du matin jusqu'à huit et neuf heures du soir dans les champs, ne rentrant à l'écurie que très-peu de temps, à midi et pendant la nuit, pour manger et prendre du repos.

Le régime comprimé, donné à ces chevaux, aurait le double avantage de leur laisser plus de temps pour se reposer, et de permettre aux charretiers de dormir plus longtemps et plus tranquillement le matin, puisqu'ils ne seraient plus obligés de se lever qu'une heure à l'avance, au lieu de deux ou trois heures avant le départ, pour donner à manger à leurs chevaux.

2° Pour les chevaux de gros trait, travaillant tous les jours au pas, et qu'il est plus avantageux de faire arrêter souvent que longtemps à la fois, pour leur faire manger leur énorme quantité de nourriture.

En raison du grand besoin de réparation que ces chevaux ressentent, il faudrait, par exemple, qu'ils fissent trois repas d'aliments comprimés, de quinze à vingt minutes chacun, dans le cours de la journée ; et, si le genre de leur service leur permettait de passer d'assez longues nuits à l'écurie, il pourrait être bon de leur y distribuer les aliments entiers pour obvier aux inconvénients qui pourraient résulter pour eux de la digestion facile et prompte de la première alimentation.

3° Pour tous les chevaux de trait léger, ceux d'omnibus, de factage, de roulages accélérés, de voitures de place, etc., toutes les fois qu'ils travaillent souvent et qu'ils sont forcés de courir immédiatement après le repas.

Nous avons vu, pour ce genre de chevaux, le danger de l'usage d'aliments difficiles à digérer, et nous savons que pour qu'ils soient lestés convenablement, au moyen de la nourriture comprimée, il suffit de les habituer, peu à peu, à cette alimentation, leur faisant faire des repas plus souvent répétés, tant qu'on en reconnaît la nécessité.

4° Pour tous les vieux chevaux dont l'appareil masticateur ne peut plus broyer qu'imparfaitement les aliments.

5° Pour les jeunes chevaux pendant l'évolution des dents.

6° Pour tous ceux qui, pour une cause ou pour une autre, ont les organes de la mastication et de la digestion faibles ou malades.

7° Toutes les fois qu'on a à faire consommer des aliments plus durs que d'habitude, ou mal récoltés, de qualité inférieure, qui ne pourraient être mangés isolément et dont il est possible de tirer parti en les mélangeant avec de meilleurs.

8° Dans les années de disette, enfin, pour tous les chevaux, quels qu'ils soient, afin de pouvoir substituer, dans une juste mesure, et en rapport avec le travail plus ou moins épuisant des animaux, un grain à un autre grain, une espèce de fourrage à une autre espèce, le hachage, l'aplatissement, puis le mélange des aliments, permettant seuls ces substitutions.

Dans toutes ces circonstances, je ne crains pas de l'affirmer, malgré l'opinion contraire d'hommes très-honorablement connus dans la science, la nourriture comprimée peut donner des résultats très-avantageux. Distribuée avec discernement, elle maintiendra nos animaux en santé, et nous permettra, à coup sûr, de réaliser quelques économies sur les rations des aliments, qui, étant *mieux digérés*, *mieux assimilés*, profiteront davantage, avec un poids relatif moindre.

Toutefois, je ne saurais trop engager les propriétaires de chevaux à faire de nouveaux essais, à les faire surtout tels qu'ils doivent être faits ; ne diminuant que très-peu les rations d'abord, et seulement après quelque temps, à mesure que les animaux s'habituent au régime ; ne substituant pas tout à coup un grain à un autre, un fourrage à un autre fourrage, ou ne le faisant qu'en de faibles proportions et graduellement, ayant le soin de bien mélanger les grains avec les fourrages hachés, pour que chaque cheval reçoive les mêmes proportions ; mouillant le mélange quand les aliments sont trop secs ou trop durs, mais seulement au moment de la distribution, pour qu'ils ne fermentent pas ; apportant enfin à cette préparation plus de *soin* et de *bon vouloir* que n'en ont généralement les hommes qui en sont chargés.

C'est surtout par ceux qui ont des chevaux que la vérité doit se faire jour ; car, si la science éclaire, il n'appartient qu'à la pratique de prouver. Que chacun se mette donc à l'œuvre, la chose est facile avec des hachepaille et des aplatisseurs à bras d'un prix peu élevé. Que le résultat de ces expériences, faites sans préjugés comme sans passions, soit mis au jour, et, quelle que soit alors la solution du problème, je me rendrai à l'évidence, ce que je n'ai pu faire encore jusqu'à présent, les essais tentés en France étant trop peu nombreux ou trop incomplets.

Avant de terminer, je veux néanmoins donner, avec quelques détails, un des faits auxquels je faisais allusion dans ma lettre au *Constitutionnel*, et que M. Leblanc me reproche de n'avoir que cités. Si ce fait ne prouve pas suffisamment que le régime comprimé puisse donner beaucoup d'économie, des expériences comparatives n'ayant pas eu lieu, il prouvera, du moins, que le régime peut conserver aux chevaux toute leur vigueur, et fera ressortir avec éclat ses avantages sous le rapport de la santé et du bon entretien des chevaux.

Je cite textuellement ce que m'écrit à ce sujet M. Charpentier-Courtin, président honoraire du Comice agricole de Reims et correspondant de la Société impériale et centrale d'agriculture, chez lequel le fait dont il s'agit se produit depuis nombre d'années sur des chevaux occupés alternativement au labour et à des charrois très-fatigants, à l'exception d'un seul, employé au service du cabriolet.

« A Monsieur CHARLIER, *vétérinaire à Paris.*

« Reims, le 17 février 1859.

« Monsieur,

« Par votre lettre, du 14 de ce mois, vous me demandez des renseigne-
« ments sur le mode d'alimentation de mes chevaux ; je me fais un plaisir
« de vous les donner.

« Depuis vingt-six ans que j'ai créé et que j'exploite ma ferme de Mode-
« lin, commune de Bétheny, j'ai constamment donné le foin haché, sou-
« vent mélangé de paille, aussi hachée, dans la proportion de 25 à 50 p. 100,
« suivant que le foin est plus ou moins cher, et selon la fatigue de mes
« chevaux. Voici comment j'opère :

« Je charge à un meunier 20 hectolitres de grains, composés de :

« 10 hectolitres d'avoine ;
« 5   —   de seigle ;
« 5   —   d'orge.

« Ces grains sont convertis en farine grossière non blutée. La propor-
« tion varie suivant leur valeur vénale.

« Aujourd'hui, que 100 kilogr. de seigle valent 13 fr., et 100 kilogr.
« d'avoine 19 fr., j'ai remplacé 5 hectolitres d'avoine par 5 hectolitres
« de seigle.

« Pour que les chevaux aient toujours la même ration à la mesure et au
« poids, j'ajoute un peu de gros son ; mais cette modification est due aux
« circonstances ; elle n'est que momentanée.

« Tous les lundis, en arrivant à ma ferme, je fais placer dans une case
« la ration de mes 8 chevaux de trait pour la semaine ; elle se com-
« pose de. . . . . 2 hectolitres 50 litres d'avoine en grain,
« et de 2   —   50   —   de grains moulus.
                              ____
« En tout . . . . . 5 hectolitres mélangés.

« C'est donc 9 litres par jour pour chacun de mes chevaux.

« Une corbeille, ne contenant que la quantité nécessaire pour chaque
« repas, sert à transporter le mélange à la place désignée comme cuisine
« des bestiaux, où se trouve le foin haché mélangé de paille.

« Une autre corbeille, contenant 1 hectolitre 1/2, ou 150 litres, est em-
« ployée pour prendre au tas la quantité qu'il faut pour chaque repas, on la
« verse sur des dalles en pierre ; les grains y sont ajoutés, et ensuite, avec
« un arrosoir de jardin, on verse de l'eau en quantité suffisante pour im-
« prégner le tout ; puis on remue avec une pelle jusqu'à ce que le mélange
« soit complet, afin que toutes les parcelles de foin et de paille hachées
« soient enveloppées des grains moulus.

« C'est dans ces conditions que le mélange est donné aux chevaux.

« Par les fréquentes vérifications que j'ai faites, j'ai reconnu que chaque
« cheval consomme 9 kilogr. par jour.

« Je n'ai pas fait d'expériences comparatives (elles sont très-difficiles),
« afin de me rendre compte si le régime est économique ; je le crois pour-
« tant ; mais, pour la santé de mes chevaux, je le trouve *très-bon* ; la
« meilleure preuve que j'en puisse donner, c'est que j'en ai chez moi, les
« uns depuis six ans, et deux depuis vingt ans : ils n'ont jamais été ma-
« lades une heure, vous le savez comme moi, vous les connaissez tous ; et
« cependant ils travaillent beaucoup.

« Le cheval dont je me sers pour mes courses est nourri exactement
« comme les autres, et il n'en est pas moins bon.

« Je désire que ces renseignements vous soient utiles.

« Je vous remercie de votre bon souvenir, et vous prie d'agréer l'ex-
« pression de mes sentiments distingués.

« Charpentier-Courtin. »

Il est bon de faire observer que les fourrages et les grains chez M. Charpentier-Courtin, comme dans toute cette partie de la Champagne, sont
très-nutritifs et *très-stimulants* ; c'est peut-être à cela que M. Charpentier
doit les bons résultats du régime, malgré la forte proportion d'orge et de
seigle réduits en farine qu'il y fait entrer aujourd'hui. Je n'oserais pas, en
effet, conseiller un semblable mélange dans les localités où les aliments
sont essentiellement *mous* et *pauvres* en éléments nutritifs.

Je ne me suis pas du tout occupé, dans cet article, de l'alimentation par
le foin haché et les grains comprimés, concassés ou cuits, pour l'espèce
bovine, parce que ses avantages sont assez connus aujourd'hui dans la pratique pour *l'engraissement* et *la production du lait* ; je ferai seulement observer à M. Leblanc que si des animaux qui en ont fait usage ont donné à
la boucherie une viande *creuse* et *molle*, cet effet ne pouvait pas être dû au
hachage, ni au concassage, mais bien à la nature des aliments, à la fer-
mentation ou à la cuisson *trop aqueuse*, puisque tous les jours on obtient
d'excellentes viandes avec les fourrages hachés et les grains concassés.

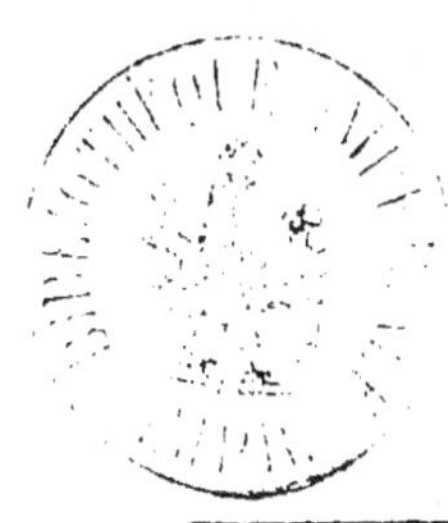

Extrait du RECUEIL DE MÉDECINE VÉTÉRINAIRE.

Paris. — Typographie RENOU ET MAULDE, rue de Rivoli, n° 144.